Prushhti Joshi
Abhijit Satralkar

Estudo da prevalência de discinesia escapular em 3 tipos de preensão no levantamento terra

Prushhti Joshi
Abhijit Satralkar

Estudo da prevalência de discinesia escapular em 3 tipos de preensão no levantamento terra

ScienciaScripts

Imprint
Any brand names and product names mentioned in this book are subject to trademark, brand or patent protection and are trademarks or registered trademarks of their respective holders. The use of brand names, product names, common names, trade names, product descriptions etc. even without a particular marking in this work is in no way to be construed to mean that such names may be regarded as unrestricted in respect of trademark and brand protection legislation and could thus be used by anyone.

Cover image: www.ingimage.com

This book is a translation from the original published under ISBN 978-620-8-11852-5.

Publisher:
Sciencia Scripts
is a trademark of
Dodo Books Indian Ocean Ltd. and OmniScriptum S.R.L publishing group

120 High Road, East Finchley, London, N2 9ED, United Kingdom
Str. Armeneasca 28/1, office 1, Chisinau MD-2012, Republic of Moldova, Europe
Printed at: see last page
ISBN: 978-620-8-23490-4

RECONHECIMENTO

A P.E.S MODERN COLLEGE OF PHYSIOTHERAPY é um instituto de renome no domínio da fisioterapia. Sempre encorajou os estudantes a desenvolverem trabalhos de investigação. Estou grato por fazer parte desta instituição.

Estou grato à DR. ABHIJIT SATRALKAR, a minha orientadora, pela sua competente orientação e por ter demonstrado fé no meu projeto.

Gostaria também de agradecer a todo o pessoal docente e não docente do colégio pela sua cooperação e ajuda no meu trabalho.

Gostaria de expressar os meus agradecimentos especiais à diretora da instituição, DR. SUCHETA GOLHAR pelo seu apoio.

Gostaria também de agradecer aos meus colegas e candidatos, bem como aos hospitais de Pune e arredores, pelo seu apoio.

MENINA PRUSHHTI JOSHI

INTERN

ÍNDICE

Resumo

O levantamento terra é um dos exercícios mais executados no halterofilismo, durante o treino de rotina do halterofilista, bem como em competições realizadas a vários níveis. Na execução deste exercício, o halterofilista utiliza uma das três pegas, ou seja, uma pega em gancho, uma pega mista e uma pega alternada. Durante o movimento de levantamento terra, são estimulados vários músculos, uma vez que se trata de um movimento composto e um deles é o músculo trapézio. A discinese escapular é causada por várias razões, como o desequilíbrio muscular, a fraqueza do músculo escapular, o trapézio ou o desequilíbrio do músculo serrátil anterior. Como há pouca literatura que mostre a prevalência da discinese escapular em halterofilistas e há falta de literatura, este estudo visa determinar a prevalência da discinese escapular nos três tipos de preensão (preensão em gancho, preensão mista, preensão dupla) do levantamento terra em halterofilistas amadores. Com a ajuda do teste de discinesia escapular e do (último) teste de deslizamento lateral da escápula, podemos medir de forma quantificável a quantidade de discinesia escapular em cada preensão e concluir qual a preensão melhor do que a outra.

INTRODUÇÃO

- O deadlift é um exercício composto, com várias articulações da parte inferior do corpo. Uma vez que o levantamento pode ser efectuado com cargas pesadas, é colocado um grande estímulo mecânico no corpo, o que se presta bem a adaptações de força e potência.
- O levantamento terra é um exercício de primeira ordem para reforçar os músculos da cadeia posterior.
- O deadlift é um dos três eventos vistos no desporto de powerlifting a nível estadual, nacional e olímpico.
- O levantamento terra varia de acordo com a posição e a pega da mão, que são
- PRESILHA DE GANCHO
- GRIP MISTO
- PUNHO DUPLO

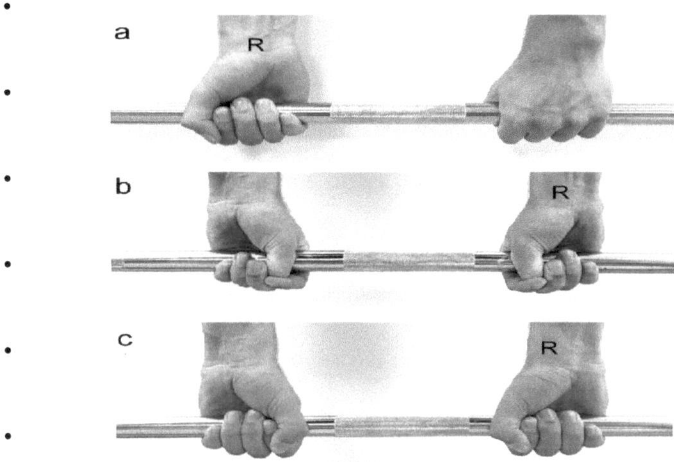

- Fig 1. mostrando os três tipos de preensão, ou seja, preensão mista, preensão em gancho e preensão dupla)

- A pegada dupla ou simplesmente a pegada overhand é uma variação de pegada padrão utilizada em exercícios de levantamento terra. Nesta pega, ambas as mãos são posicionadas com uma pega overhand, com as palmas viradas para o corpo.
- A pega dupla é normalmente utilizada por principiantes e indivíduos que estão a trabalhar a sua força de preensão. Permite uma preensão equilibrada da barra e envolve os músculos do antebraço, melhorando a força de preensão ao longo do tempo.

- No entanto, à medida que o peso a ser levantado aumenta, pode ser difícil manter a preensão dupla, especialmente para cargas mais pesadas. Nesses casos, os levantadores mudam frequentemente para variações de pega alternativas, como a pega mista ou a pega em gancho, para aumentar a força de preensão e evitar que a barra escorregue das mãos.
- É importante notar que, apesar de a pega dupla overhand ajudar a desenvolver a força geral da pega, pode não ser tão segura como a pega mista ou a pega em gancho ao levantar pesos muito pesados. A pega dupla overhand é um bom ponto de partida para principiantes, mas à medida que progride no seu treino de levantamento terra, poderá querer explorar outras opções de pega para obter a máxima estabilidade e segurança.

GRIP DE GANCHO -

- O deadlift com pega de gancho é uma técnica utilizada no levantamento de pesos, especificamente no exercício de deadlift. Nesta variação de pega, ambas as mãos são posicionadas com uma pega overhand, mas com os polegares colocados dentro dos dedos fechados e enrolados à volta da barra. A pegada em gancho é frequentemente considerada uma alternativa mais forte à tradicional pegada overhand.
- A pega em gancho oferece várias vantagens. Permite uma aderência segura à barra, reduzindo a probabilidade de a barra escorregar das suas mãos. Esta

técnica de preensão também ajuda a distribuir a carga de forma mais uniforme pelos dedos e pela mão, minimizando a tensão nos dedos e melhorando a força de preensão. Ao utilizar a pega em gancho, poderá conseguir levantar pesos mais pesados e efetuar levantamentos terra de forma mais eficaz.

- No entanto, é de notar que a pega em gancho pode ser desconfortável, especialmente para principiantes ou pessoas com mãos mais pequenas. Pode demorar algum tempo a ajustar-se e a desenvolver tolerância ao grip. Além disso, a pega em gancho pode causar dor temporária ou nódoas negras nos polegares devido ao aumento da pressão. A utilização de auxiliares de aderência, como fita atlética ou giz, pode ajudar a melhorar o conforto e a eficácia da aderência.
- De um modo geral, a pega em gancho é uma técnica valiosa para indivíduos que procuram melhorar o seu desempenho no levantamento terra e manter uma pega segura em cargas mais pesadas.

GRIP MISTURADO-

- O deadlift de pega mista é uma variação do exercício de deadlift convencional normalmente utilizado no treino de força e no powerlifting. Numa pega mista, uma mão é posicionada com uma pega por cima (pega pronada), enquanto a outra mão é posicionada com uma pega por baixo (pega supinada).

- Normalmente, a pega mista é utilizada quando se levantam pesos mais pesados que podem ser difíceis de segurar apenas com uma pega overhand normal. Ao utilizar a pega mista, o levantador pode aumentar a sua força de preensão e estabilidade durante o levantamento terra.
- A preensão mista oferece várias vantagens em relação a uma preensão normal com as mãos. Em primeiro lugar, reduz a probabilidade de a barra escorregar das mãos, uma vez que a pega por baixo cria uma força contrária. Esta variação de preensão também ajuda a minimizar a rotação da barra durante o levantamento. A pega mista permite segurar a barra com mais segurança, permitindo que o levantador se concentre em gerar força a partir das pernas e das costas, mantendo o controlo do peso.
- É importante ter em atenção que, devido à posição assimétrica das mãos, a pega mista pode criar desequilíbrios nos músculos e conduzir potencialmente a lesões por utilização excessiva. Para evitar estes desequilíbrios, recomenda-se a alternância das posições das mãos em cada série ou sessão de treino. Para além disso, a incorporação de exercícios de fortalecimento da preensão, como as caminhadas do agricultor ou os caracóis do antebraço, pode ajudar a manter uma força de preensão equilibrada.
- Em geral, o levantamento terra com pega mista é uma técnica valiosa para

indivíduos que pretendem levantar cargas mais pesadas, melhorar a força da pega e melhorar o seu desempenho no levantamento terra.

DISCINESIA ESCAPULAR-

As alterações do movimento escapular devidas à fadiga muscular e ao desequilíbrio muscular devido à utilização excessiva que conduz à instabilidade podem contribuir para a discinesia escapular.

- Discinesia escapular ("dys" - alteração de, "kinesis" - movimento) é um termo coletivo que se refere ao movimento da escápula que é disfuncional. (4)
- A posição e o movimento da escápula estão intimamente relacionados com o movimento do braço para realizar a maioria das funções do ombro. O ritmo normal escápulo-umeral, o movimento coordenado da escápula e do úmero para realizar o movimento do ombro, é a chave para uma função eficiente do ombro. (2)
- Os músicos profissionais têm lesões ou dores relacionadas com o desempenho dos membros superiores e sugeriram que estas lesões estão relacionadas com padrões anormais de posicionamento da escápula. (2)

O controlo e o posicionamento da escápula permitem um posicionamento ótimo do úmero em relação à glenoide, transferindo energia do núcleo para a extremidade superior distal. As anomalias da função da escápula podem ser observadas em muitos doentes. Apresenta-se clinicamente como uma assimetria no movimento da escápula em comparação com o lado contralateral, quer em elevação quer em descida, conduzindo a uma perturbação do movimento.

As causas da discinesia escapular incluem

- Fraqueza, desequilíbrio, tensão ou (raramente) descolamento dos músculos que controlam a omoplata

  Lesões nos nervos que irrigam os músculos Lesões nos ossos que suportam a omoplata ou lesões na articulação do ombro
- A avaliação clínica da omoplata divide-se em duas fases:

  (1) Observação direta

  (2) Movimentos assistidos manualmente.
- Este facto cria muitos problemas para os levantadores de peso e os culturistas, fazendo com que levantem menos pesos nas competições e desequilíbrio visual na musculação.
- Quando se utiliza o punho de gancho e o punho duplo, as posições do polegar são diferentes, o que provoca alterações na força de preensão em ambas as

mãos e também varia com a utilização de diferentes punhos.

- Isto causa problemas para agarrar a barra e levantar pesos mais pesados em elevações, especialmente em competições de nível superior.

Este tipo diferente de preensão, em particular a preensão mista, causa problemas de coluna como a DISQUINÉSIA ESCAPULAR

NECESSIDADE DE ESTUDO

- Devido à utilização de diferentes tipos de pegas durante o levantamento terra no halterofilismo, há uma alteração do posicionamento do ombro ao longo do movimento.
- Já foi provado que a alteração da posição do ombro durante o movimento provocará uma alteração no posicionamento da omoplata que poderá resultar num desequilíbrio da ação muscular, dando origem a uma discinesia escapular.
- A literatura é escassa no que diz respeito à relação entre a posição alterada do ombro e a discinese escapular. Especialmente no levantamento terra em halterofilismo, este estudo será focado para descobrir a prevalência de discinese escapular em três tipos de pegada, ou seja, pegada em gancho, pegada mista, pegada dupla durante o levantamento terra, o que ajudará a estabelecer a relação entre estes dois no futuro e sugerirá a melhor pegada biomecânica para o levantamento terra em halterofilismo
- O levantamento terra, o agachamento e o supino são exercícios de resistência básicos realizados em vários programas de treino para melhorar a condição física dos halterofilistas. Todos estes exercícios implicam a utilização contínua da omoplata e do ombro e, por isso, qualquer dano na sua função

pode resultar num período de recuperação prolongado, desconforto, elevações e movimentos incorrectos.

- Isto explica a necessidade de estudar a prevalência da discinese escapular em três tipos de preensão, ou seja, preensão em gancho, preensão mista e preensão dupla durante o levantamento terra em halterofilistas amadores (8), para que os halterofilistas possam prosseguir a sua rotina de treino sem qualquer obstáculo

OBJETIVO

- Determinar a prevalência de discinesia escapular em diferentes tipos de preensão (preensão mista, preensão dupla, preensão em gancho) em halterofilistas amadores com idades compreendidas entre os 18 e os 25 anos.

OBJECTIVO

- Determinar a discinesia escapular através do LSST (teste de deslizamento escapular lateral) em halterofilistas do grupo etário amador dos 18 aos 25 anos.
    -
- Determinar a discinesia escapular através do SDT (Scapular dyskinesis test) em halterofilistas amadores com idades compreendidas entre os 18 e os 25 anos.
- Determinar a prevalência de discinesia escapular em três tipos de preensão (preensão em gancho, preensão dupla e preensão alternada).

REVISÃO DA LITERATURA

1. Discinesia escapular, o culpado esquecido da dor no ombro e como reabilitar

Panagiotopoulos: AC, Crowther IM. Discinesia escapular, o culpado esquecido da dor no ombro e como reabilitar. SICOT J. 2019;5:29. doi: 10.1051/sicotj/2019029. Epub 2019 Aug 20. PMID: 31430250; PMCID: PMC6701878. A escápula é um componente pouco valorizado da cadeia cinemática do ombro. A avaliação clínica da posição de repouso e função da escápula é fundamental para a prescrição dos exercícios de fisioterapia necessários. Exploramos a biomecânica normal e a etiologia, epidemiologia e ocorrências patológicas que podem perturbar a função normal e levar à discinesia da escápula. A discinesia da omoplata é uma doença mal compreendida e constitui um desafio para o clínico, tanto no diagnóstico como no tratamento. Apresentamos um resumo da avaliação clínica mais suscetível de identificar a origem da patologia e de orientar o tratamento, que consiste, em grande medida, na reabilitação da musculatura com fisioterapia especializada.

2. Rotação interna e diferenças na posição da escápula: Uma Comparação de

Colegiais

e jogadores de basebol do ensino secundário Thomas SJ, Swanik KA, Swanik CB, Kelly JD. Rotação interna e diferenças na posição da escápula: uma comparação entre jogadores de basebol universitários e do ensino secundário. J Athl Train. 2010 Jan-Fev;45(1):44-50. doi: 10.4085/1062-6050-45.1.44. PMID: 20064047; PMCID: PMC2808753. Condições como as lesões labrais e da coifa dos rotadores têm sido associadas à diminuição da rotação interna da glenoumeral e ao aumento do movimento de rotação externa. Além disso, a diminuição da rotação interna glenoumeral está fortemente associada à discinesia escapular. A assimetria da amplitude de movimento passivo do ombro, associada à discinesia escapular, tem sido documentada em atletas de lançamento e pode ser um fator de predisposição para lesões. No entanto, a ordem e a natureza destes mecanismos fisiológicos, tanto para as alterações glenoumerais como para as escapulares, permanecem controversas.

3. Ala da escápula Park SB, Ramage JL. Winging of the Scapula. [Atualizado em 2023 Mar 13]. In: StatPearls [Internet]. Treasure Island (FL): StatPearls Publishing; 2023 Jan. Num doente com uma escápula alada, o aspeto medial (ou, em alguns casos, lateral) da escápula parece sobressair do dorso. Tal como o nome da doença indica, pode criar uma aparência alada. Esta posição anormal da omoplata pode levar

a muitas incapacidades físicas funcionais, como dor, diminuição da força e perturbações da amplitude de movimentos. Esta atividade analisa as causas e a apresentação da escápula alada e salienta o papel da equipa interprofissional na gestão dos doentes com esta patologia.

4. Discinesia escapular: a perspetiva do cirurgião Roche SJ, Funk L, Sciascia A, Kibler WB. Discinesia escapular: a perspetiva do cirurgião. Shoulder Elbow. 2015 Oct; 7 (4): 289-97. doi: 10.1177 / 1758573215595949. Epub 2015 Jul 16. PMID: 27582990; PMCID: PMC4935127. A escápula desempenha muitos papéis para facilitar a função óptima do ombro. A função normal da articulação do ombro requer uma escápula que possa ser corretamente alinhada em vários planos de movimento da extremidade superior. A discinesia escapular, ou seja, o movimento anormal da omoplata durante o movimento do ombro, é um achado clínico comummente encontrado pelos cirurgiões do ombro. É considerada como um comprometimento da função óptima do ombro. Como tal, pode ser a causa subjacente ou o resultado associado de muitas formas de dor e disfunção do ombro. A presente revisão analisa as causas e as opções de tratamento para este indicador de patologia do ombro e tem como objetivo fornecer uma visão geral da gestão das perturbações da escápula.

5. Atividade electromiográfica no exercício de levantamento terra e suas variantes.

Uma revisão sistemática Martín-Fuentes I, Olivia-Lozano JM, Muyor JM. Atividade electromiográfica no exercício de levantamento terra e suas variantes. Uma revisão sistemática. PLoS One. 2020 Feb 27;15(2):e0229507. doi: 10.1371/journal.pone.0229507. PMID: 32107499; PMCID: PMC7046193. O principal objetivo desta revisão foi analisar sistematicamente a literatura referente aos estudos que investigaram a ativação muscular durante a execução do exercício de levantamento terra e suas variantes. Este artigo mostra que a execução do deadlift ativa o glúteo máximo, bíceps femoral, vasto medial, vasto lateral, reto femoral, gastrocnémio lateral e medial, tibial anterior, L3, T12, trapézio medial e superior, reto abdominal e oblíquo externo.

METODOLOGIA

- Desenho do estudo: Estudo observacional
- Local de estudo: Ginásio em Pune e arredores
- Dimensão da amostra: 93
- Método de amostragem: Amostragem conveniente
- Duração do estudo: 6 meses.

CRITÉRIOS

CRITÉRIOS DE INCLUSÃO:

- Halterofilistas dispostos a participar.
- Halterofilistas que não tenham participado em nenhuma competição.
- Os halterofilistas utilizam apenas um tipo de preensão particular dos três tipos para os levantamentos terra.
- Tanto homens como mulheres.
- Os halterofilistas realizam o levantamento terra na sua rotina de treino durante pelo menos um ano.

CRITÉRIOS DE EXCLUSÃO:

- Levantadores de pesos com qualquer lesão anterior na extremidade superior e nas costas.
- Halterofilistas que estejam atualmente sob qualquer tratamento.
- Halterofilistas com qualquer condição patológica como osteoporose, OA, prolapso de disco ou condição degenerativa.
- Halterofilistas que utilizam esteróides anabolizantes ou drogas que melhoram o desempenho.

MATERIAIS

- Saco de 1 kg
- Fita métrica
- Caneta de ponta esférica
- Formulário de consentimento
- Formulário de rastreio
- Folha de recolha de dados

MEDIDA DE RESULTADO

- . É feita uma **observação direta da omoplata** para obter uma resposta afirmativa ou negativa de um indivíduo que sofre de discinesia escapular.

- **LSST (lateral scapular slide test)** para medição quantitativa da discinesia escapular.

Etapa 1 - Observação direta da omoplata, também conhecida por SDT (Scapular dyskinesia test)

A posição escapular do doente em repouso é avaliada, seguida da observação de movimentos activos; o doente está de pé e segura um saco de 1 kg e é-lhe pedido que execute movimentos activos simples: flexão e abdução do ombro, enquanto o examinador observa a existência de asas, elevação precoce, rotação rápida para baixo e encolhimento do ombro. Os resultados são registados como uma resposta sim/não, seguida de uma descrição do melhor desempenho

Passo 2- A medição quantitativa do posicionamento escapular também pode ser efectuada com o LSST (Lateral Scapular Slide Test).

Este teste avalia a simetria escapular enquanto são colocadas cargas variáveis na musculatura de suporte. São propostas três posições dos membros superiores:

- Posição 1, o braço do indivíduo está relaxado ao lado do corpo (0° de elevação do úmero).

- Na posição 2, o indivíduo coloca a mão sobre a crista ilíaca lateral.
- A posição 3 corresponde a um braço rodado internamente e abduzido a 90°.

São efectuadas duas medições com uma fita em cada posição (entre o ângulo inferior da omoplata e o processo espinhoso mais próximo) para permitir o cálculo de um valor médio.

Uma assimetria de 1,5 cm em qualquer uma das posições é estabelecida como um limiar para um padrão anormal.

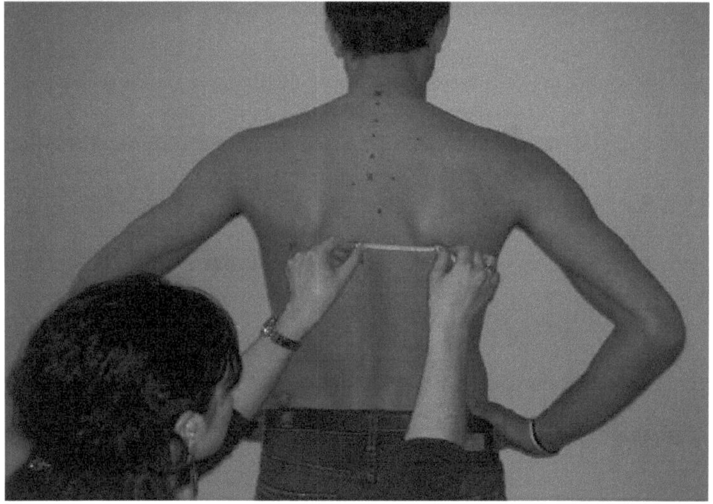

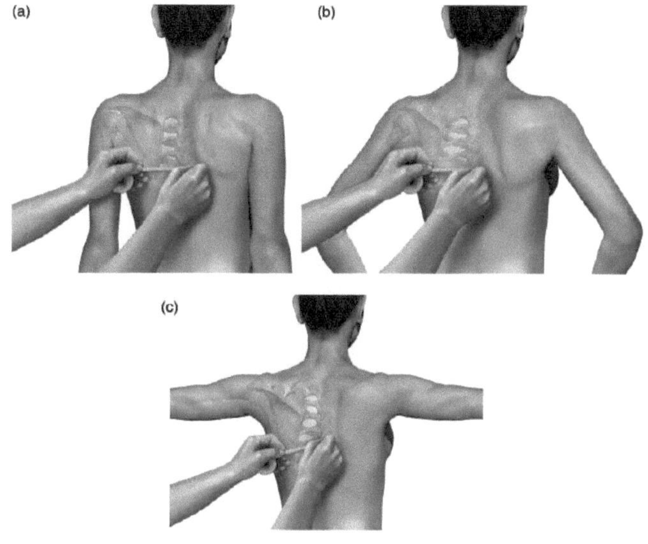
(a)
(b)
(c)

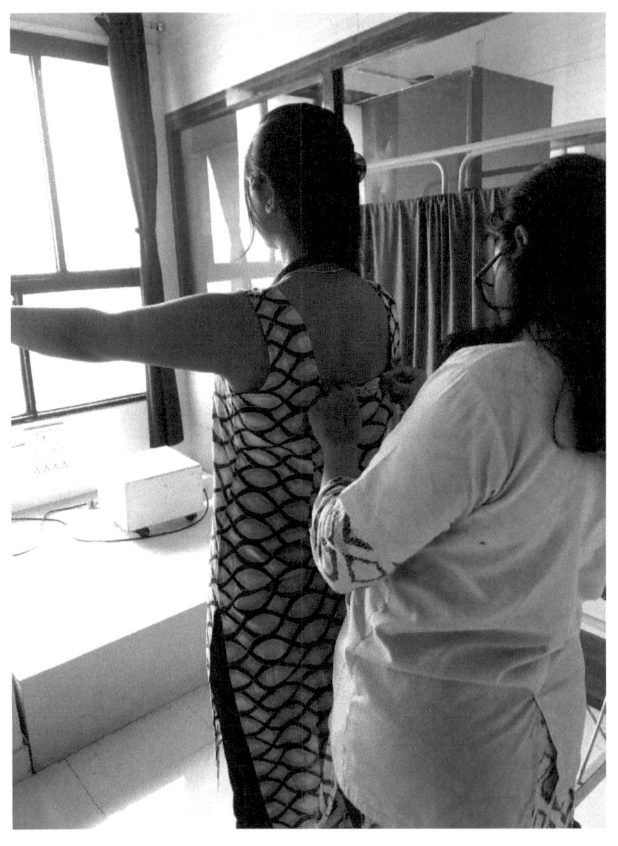

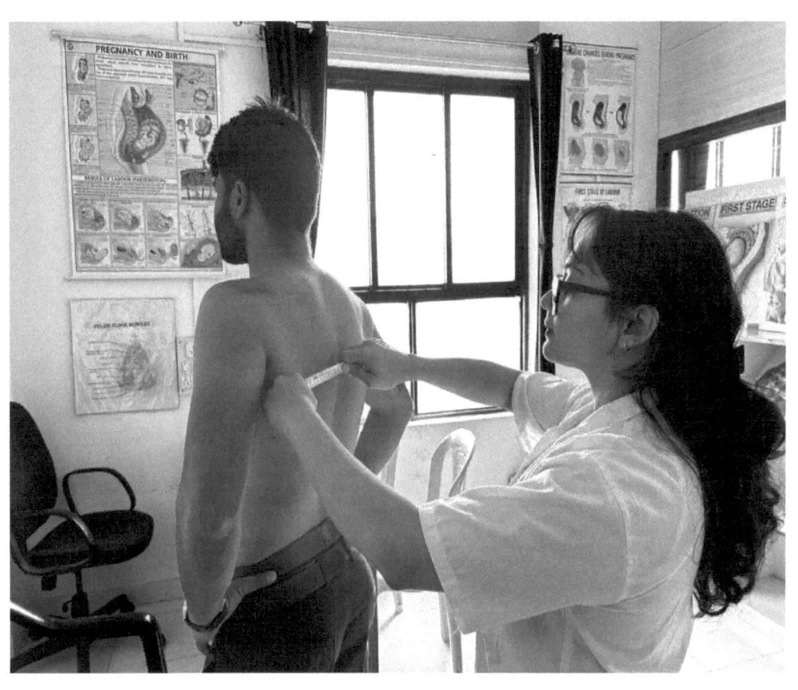
PREGNANCY AND BIRTH
FIRST STAGE

PROCEDIMENTO

- O estudo começou com a apresentação da sinopse a um comité de ética na PES Modern College of Physiotherapy.
- O estudo teve início após a aprovação ética do comité.
- Foram visitados vários ginásios e instituições/academias de powerlifting em Pune e arredores.
- Os participantes foram selecionados com base nos critérios de inclusão.
- O objetivo do estudo foi explicado aos participantes e foi obtido o seu consentimento por escrito.
- Foi garantida aos participantes a confidencialidade das suas informações ou dos dados recolhidos.
- Foi feita uma observação direta da omoplata para saber se o sujeito sofria de discinesia escapular.
- LSST (teste de deslizamento lateral da escápula) para a medição quantitativa da discinesia escapular. Este teste avalia a simetria da escápula enquanto são colocadas cargas variáveis na musculatura de suporte
- Todos os dados serão recolhidos, analisados e interpretados.

ANÁLISE DE DADOS

Os dados foram analisados utilizando folhas de cálculo do Microsoft Excel.

Os gráficos foram elaborados utilizando folhas de cálculo do Microsoft Excel.

Foram utilizadas várias medidas estatísticas, como a média (DP), para analisar os dados

RESULTADO

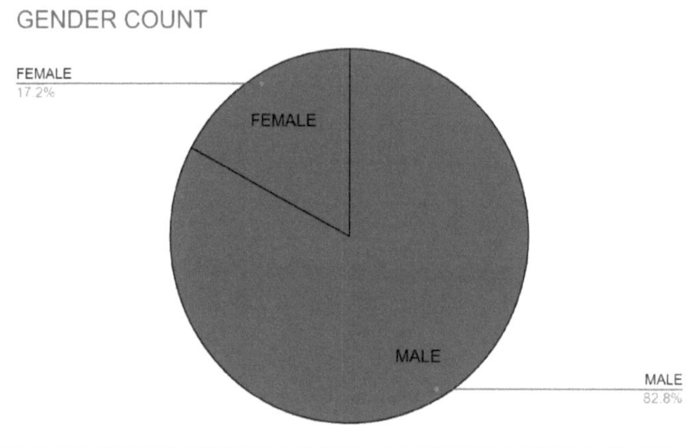

Das 93 pessoas, 17,2% eram do sexo feminino e 82,8% do sexo masculino

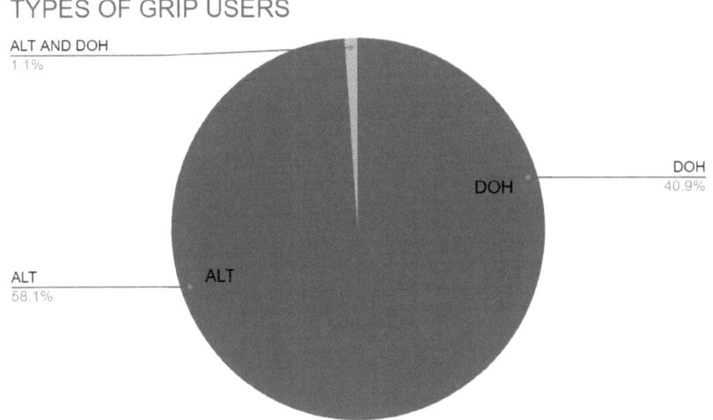

De um total de 93 pessoas, representando 100% da população, 58,1% (54) eram utilizadores de pegas alternadas, 40,9% (38 pessoas) de pegas duplas e 1,1% de pegas duplas

DOUBLE OVERHAND GRIP USERS AND THEIR RELATION WITH SCAPULAR DYSKINESIA
YES
21.1%
NO
78.9%

40,9% dos utilizadores da população eram utilizadores de dupla preensão manual, ou seja, 38 participantes, dos quais 21,1%, ou seja, 8 participantes, apresentavam discinesia escapular

ALTERNATE GRIP USERS AND THEIR RELATION WITH SCAPULAR DYSKINESIA
YES
24.5%
NO
75.5%

58,1% dos utilizadores de preensão alternada, ou seja, 54 participantes, dos quais 24,5% apresentaram discinesia capular, ou seja, 13 participantes.

RESULTADO

- Foram considerados no estudo 93 halterofilistas de ginásios de Pune e arredores.
- 58,1% de utilizadores de preensão alternada, ou seja, 54 halterofilistas, dos quais 13 apresentavam discinesia escapular (24,2%)
- 40,9% dos halterofilistas utilizaram uma pega dupla, ou seja, 38 halterofilistas, dos quais 21,1% (10 halterofilistas) apresentaram discinesia escapular
- Apesar de haver mais 2% de discinesia escapular na preensão dupla. Não existe uma diferença significativa.

DISCUSSÃO

- O objetivo da investigação foi determinar a prevalência de discinesia escapular em diferentes tipos de preensão (preensão mista, preensão dupla, preensão em gancho) em halterofilistas amadores com idades compreendidas entre os 18 e os 25 anos.
- O estudo foi efectuado em 93 levantadores de peso da região de Pune. Participaram 18 mulheres e 75 homens, dos quais 54 levantadores de peso utilizaram uma pega alternada, 38 levantadores de peso utilizaram uma pega dupla sobre a mão e 1 levantador de peso utilizou ambas as pegas.
- A discinesia escapular é caracterizada pelo movimento incorreto da omoplata durante o movimento do ombro, passa muitas vezes despercebida mas pode contribuir significativamente para a dor e limitações funcionais. (1)
- A escápula pode mover-se nas seguintes direcções:

1. Rotação para cima/para baixo
2. Rotação interna/externa
3. Inclinação anterior/posterior

As traduções são:

1. Deslizamento para cima/para baixo no tórax
2. Deslizamento medial/lateral em torno da curvatura do tórax. (3)

- O impacto no ombro é uma das causas da discinesia escapular que afecta a maioria dos exercícios de levantamento de peso, incluindo o levantamento terra.
- Os músculos trapézio e serrátil anterior têm sido associados ao desenvolvimento de discinesia tanto no impacto como na instabilidade do ombro. No impacto, os trapézios superior e inferior, juntamente com o serrátil anterior, têm um padrão de ativação alterado, com o trapézio a mostrar uma maior força de ativação em comparação com o serrátil anterior
- O impacto do ombro está associado a uma maior protracção da escápula (nas posições de repouso), a uma maior inclinação posterior (durante a abdução) e a uma maior rotação interna (durante a elevação do plano). Para além disso, a escápula apresenta uma menor rotação para cima quando o plano escapular está elevado.
- A escápula tem um padrão de desempenho diferente na instabilidade do ombro, com rotação reduzida quando o braço está elevado, mas rotação interna aumentada quando o plano escapular está elevado

- Condições como as lesões da coifa dos rotadores têm sido associadas à diminuição da rotação interna da glenoumeral e ao aumento do movimento de rotação externa. Além disso, a diminuição da rotação interna glenoumeral está fortemente associada à discinesia escapular. Assim, foram excluídas lesões prévias.
- Efectuámos o teste de discinese escapular (SDT) como teste qualitativo para verificar a presença de discinese escapular e, posteriormente, o teste de deslizamento lateral da escápula (LSST) como medida quantitativa. Verifica-se que existe apenas uma diferença de 2% entre os principais tipos de utilizadores de preensão (preensão dupla com a mão e preensão alternada).

CONCLUSÃO

- O estudo conclui que a prevalência de discinesia escapular em halterofilistas que utilizam três tipos de preensão (preensão dupla, preensão alternada e preensão em gancho) durante o levantamento terra é de 22,3% na preensão alternada e de 20,1% na preensão dupla em halterofilistas e que os utilizadores de preensão em gancho eram 0 em Pune e arredores.
- A diferença de prevalência da discinesia escapular entre os utilizadores de preensão alternada e os utilizadores de preensão dupla com a mão é de apenas 2,2%, o que não revela uma diferença significativa.

LIMITAÇÃO

- Consentimento: tirar uma fotografia de um halterofilista sem camisola foi um pouco difícil
- Preconceito de género: Menos mulheres no halterofilismo.
- Generalização limitada: Os resultados podem aplicar-se apenas à população específica estudada (halterofilistas amadores com idades compreendidas entre os 18 e os 25 anos) e podem não ser aplicáveis a outros grupos demográficos ou a atletas profissionais.

ÂMBITO FUTURO DO ESTUDO

- No futuro, pode ser efectuado um estudo de correlação entre a discinesia escapular e o levantamento terra, entre a discinesia escapular e os tipos de preensão do levantamento terra
- É possível sensibilizar os halterofilistas em diferentes ginásios e clubes de halterofilismo para a discinesia escapular e os seus efeitos no levantamento de pesos e na postura.
- Podem ser dados conselhos ergonómicos e exercícios de reforço para melhorar a forma de exercício durante o levantamento terra aos participantes, a fim de reduzir a prevalência de discinesia escapular nos mesmos.

REFERÊNCIAS

1. Panagiotopoulos AC, Crowther IM. Discinesia escapular, o culpado esquecido da dor no ombro e como reabilitar. SICOT J. 2019;5:29. doi: 10.1051/sicotj/2019029. Epub 2019 Aug 20. PMID: 31430250; PMCID: PMC6701878. informações sobre discinesia escapular

2. MÉTODO DE TESTE SD - Longo UG, Risi Ambrogioni L, Berton A, Candela V, Massaroni C, Carnevale A, Stelitano G, Schena E, Nazarian A, DeAngelis J, Denaro V. Scapular Dyskinesis: Da ciência básica ao tratamento definitivo. Int J Environ Res Public Health. 2020 Abr 24;17(8):2974. doi: 10.3390/ijerph17082974. Errata em: Int J Environ Res Public Health. 2020 maio 27;17(11): PMID: 32344746; PMCID: PMC7215460.

3. Depreli Ö, Angın E. Review of scapular movement disorders among office workers having ergonomic risk. Jornal de reabilitação das costas e musculoesquelética. 2018 Jan 1;31(2):371-80. (intro)

4. McClure P, Tate AR, Kareha S, Irwin D, Zlupko E. Um método clínico para identificar a discinesia escapular, parte 1: fiabilidade. J Athl Train. 2009 Mar-Abr;44(2):160-4. doi: 10.4085/1062-6050-44.2.160. PMID: 19295960;

PMCID: PMC2657031.

5. von Schroeder HP, Kuiper SD, Botte MJ. Anatomia óssea da escápula. Clin Orthop Relat Res. 2001 Feb;(383):131-9. doi: 10.1097/00003086-200102000-00015. PMID: 11210947.

6. McQuade KJ, Borstad J, de Oliveira AS. Perspetiva Crítica e Teórica da Estabilização Escapular: O que é que realmente significa e será que estamos no caminho certo? Phys Ther. 2016 Aug;96(8):1162-9. doi: 10.2522/ptj.20140230. Epub 2016 Feb 4. PMID: 26847012.

7. Ferland PM, Comtois AS. Classic Powerlifting Performance: Uma revisão sistemática. J Strength Cond Res. 2019 Jul; 33 Suppl 1: S194-S201. doi: 10.1519 / JSC.0000000000003099. Erratum in: J Strength Cond Res. 2021 Jan 1;35(1):e1.PMID: 30844981.

ANEXO I

FORMULÁRIO DE CONSENTIMENTO

Eu, MS/MR/MRS ____, dou o meu consentimento para participar no estudo de prevalência da discinese escapular em 3 tipos de preensão (preensão em gancho, preensão dupla e preensão alternada) do levantamento terra em halterofilistas amadores com idades compreendidas entre os 18 e os 25 anos, conduzido por Prushhti Pravin joshi (estudante do Bpth) sob a orientação do Dr. Abhijeet Satalkar. Fui informado de que nenhuma parte das minhas informações será revelada em qualquer outro lugar, exceto para o estudo, com o devido sigilo durante todo o processo

Estou ciente de que posso optar por desistir em qualquer altura do estudo, sem que seja necessário apresentar qualquer motivo.

Concordo em coordenar e cooperar plenamente e não tenho qualquer objeção em participar, pelo que dou o meu consentimento para tal.

Nome -

Endereço -

Assinatura -

Data -

Informações de contacto -

TESTE DE DESPISTAGEM

NOME		
IDADE/SEXO		
CRITÉRIOS DE INCLUSÃO	IDADE - 18-25	
	NÃO PARTICIPOU EM NENHUM CONCURSO	
	UTILIZAÇÃO REGULAR DE APENAS UM TIPO DE PEGA	
	INCLUI O LEVANTAMENTO TERRA REGULARMENTE NA SUA ROTINA DE TREINO DURANTE PELO MENOS UM ANO	
	CONDIÇÃO PATOLÓGICA	

CRITÉRIOS DE EXCLUSÃO	UTILIZAÇÃO DE ESTERÓIDES ANABOLIZANTES	
	LESÃO PRÉVIA DOS EXTRIMOS SUPERIORES OU DAS COSTAS	
INCLUÍDO		
EXCLUÍDO		

FICHA DE RECOLHA DE DADOS

NOME	XYZ
IDADE	Em anos
PESO	Em kgs
ALTURA	Em cm
TIPO DE APERTO UTILIZANDO	Punho em gancho/ punho duplo/ punho misto
ANOS DE FORMAÇÃO	Em anos
PRESENÇA DE DISCINESIA ESCAPULAR (MÉTODO DIRECTO / TESTE DE DISCINESIA ESCAPULAR)	Sim/Não
LSST SCORE (teste de deslizamento lateral da escápula)	Em cm

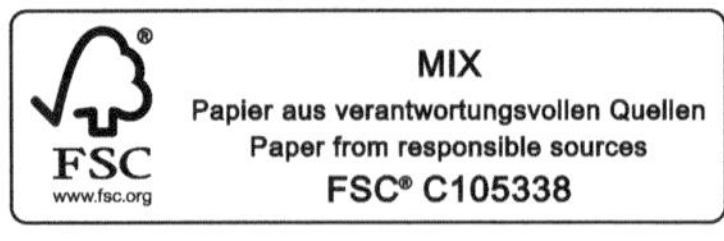

Printed by Books on Demand GmbH, Norderstedt / Germany